LA

CAPACITÉ PULMONAIRE

CHEZ LES TUBERCULEUX

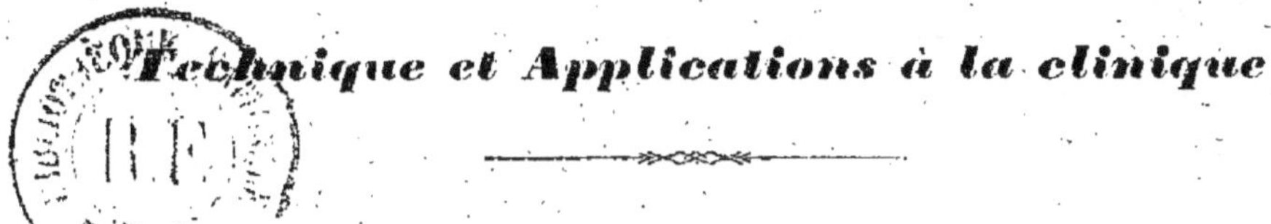

Technique et Applications à la clinique

COMMUNICATIONS PRÉSENTÉES

AU

Congrès International de la Tuberculose

PAR

LE PROFESSEUR GRÉHANT

Membre de l'Académie de Médecine

ET PAR

Le Dr A. CHARLIER

(Paris, Octobre 1905)

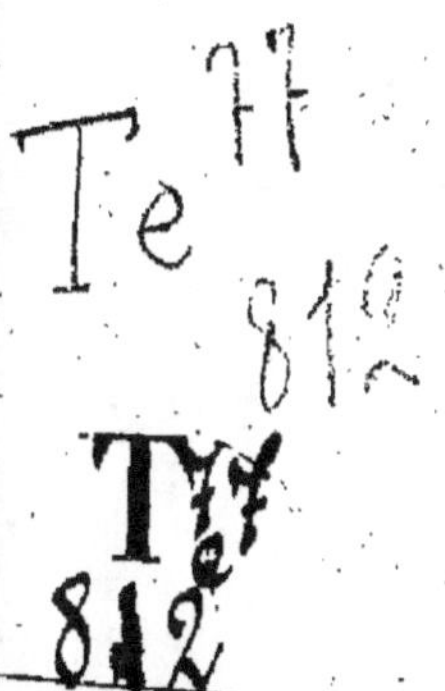

TECHNIQUE

DE LA

MENSURATION DE LA CAPACITÉ PULMONAIRE

CHEZ LES TUBERCULEUX

Communication faite au Congrès International de la Tuberculose

Par le Dr A. CHARLIER

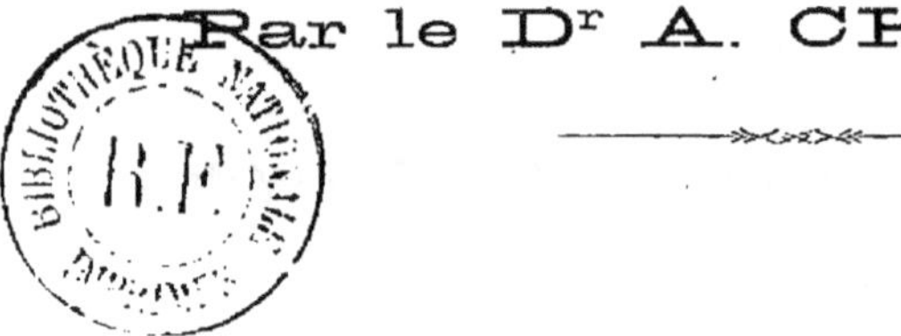

La capacité pulmonaire est le volume intérieur des poumons à l'état de repos, c'est-à-dire après une expiration.

On la détermine par l'ingénieuse méthode de l'hydrogène imaginée par mon savant maître M. le professeur Gréhant.

En opérant sur un animal trachéotomisé, on obtient facilement un résultat d'une exactitude parfaite.

Dans la pratique, sur l'homme, le volume des poumons se trouve forcément augmenté de celui du nez, de la bouche, du pharynx et du larynx. Le volume de ces cavités étant proportionnel à la taille des sujets, comme celui des poumons, et la valeur qui nous intéresse surtout étant (comme on le verra plus loin) le rapport de la capacité pulmonaire à la taille, cette addition inévitable d'un nombre constant ne constitue qu'une erreur négligeable.

Technique. — La technique est décrite dans tous les traités de physiologie (1). Je la rappelle cependant très brièvement pour insister sur quelques détails dont l'oubli peut conduire à des nombres inexacts.

L'appareil comprend une cloche en verre de quatre litres

(1) Elle est décrite assez complètement dans la thèse de mon ami et ancien assistant le Dr Boiet (Paris 1905).

environ, munie à sa partie supérieure d'un robinet à trois voies (fig. 1).

Sous l'eau, on y introduit 500 centim. cubes d'hydrogène et autant d'air (cette quantité est celle qui convient le mieux dans la plupart des cas). L'hydrogène dont je me sers est produit

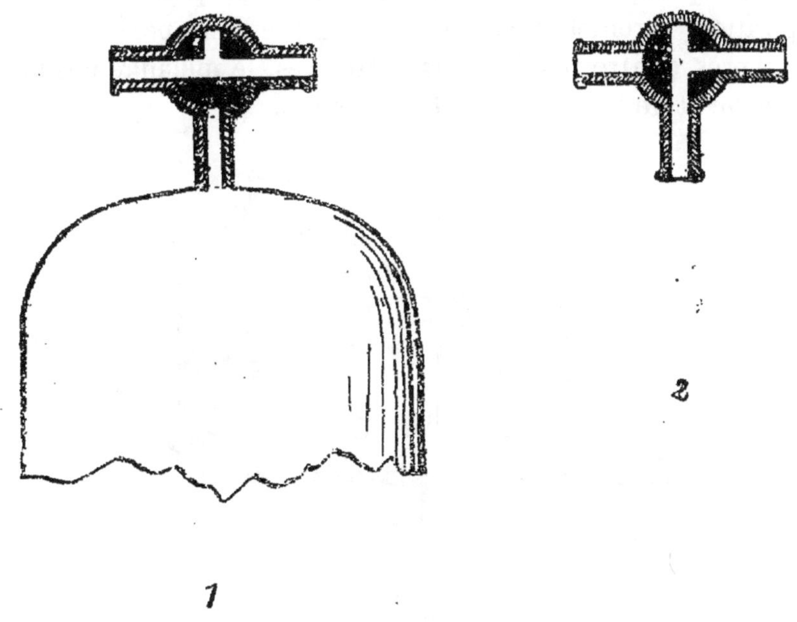

Fig. 1.

par l'électrolyse de l'eau, ce qui éloigne tous dangers d'intoxication arsénicale, et je vérifie sa pureté pour exécuter les corrections nécessaires.

La cloche contenant le mélange d'air et d'hydrogène est transportée au moyen d'un cristallisoir rempli d'eau dans un grand seau en verre renfermant de l'eau et placé sur une table à élévation facultative (fig. 2).

A l'une des extrémités du robinet à trois voies est fixé un ferme-bouche Denayrouse. Le sujet prend ce ferme-bouche entre les lèvres. Le nez est fermé, soit avec les doigts, soit avec une pince, de façon à ce que tout l'air de l'inspiration et de l'expiration traverse le robinet à trois voies.

A l'autre extrémité de ce robinet, est fixé un pendule en aluminium ou bien une soupape de Muller, pour que l'opérateur suive facilement les mouvements respiratoires.

A la fin d'une expiration, il tourne le robinet, pour faire exécuter quelques respirations dans la cloche, puis à la fin d'une expiration, il remet le robinet dans sa première position.

Après quatre respirations ordinaires, le mélange des gaz de la cloche et de la poitrine est homogène.

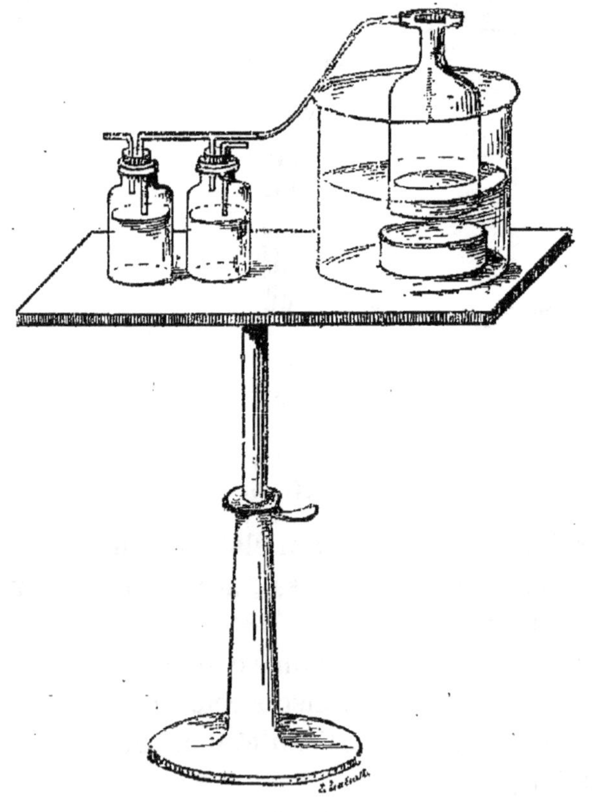

Fig. 2.

On procède alors à l'analyse au moyen de l'eudiomètre à eau de Gréhant.

Dans ce but, on reporte la cloche dans la cuve à eau et on

l'immerge complètement. Puis on recueille un échantillon de gaz dans une éprouvette graduée.

On mesure la quantité de ce prélèvement, en maniant l'éprouvette avec une pince en bois pour éviter de dilater les gaz par la chaleur de la main. On y fait ensuite passer l'étincelle électrique. Une petite détonation se produit, témoignage de la combustion de l'hydrogène.

Après avoir donné aux gaz le temps de se refroidir, on mesure de nouveau, en maniant l'eudiomètre avec la pince, la quantité restant dans la cloche. Sous l'influence de l'étincelle électrique, l'hydrogène s'est combiné à l'oxygène, dans la proportion de deux d'H pour un d'O, en formant de l'eau. Les deux tiers du volume disparu représentent donc l'hydrogène contenu dans le mélange.

Il est facile d'en tirer la capacité pulmonaire. En effet on peut écrire l'équation ci-dessous :

$$\frac{x + 1000}{500} = \frac{A}{H}$$

Elle exprime que l'ensemble de la cloche et des poumons, c'est-à-dire x capacité pulmonaire cherchée + 1000 (soit les 500 d'air + 500 d'hydrogène de la cloche) renferment proportionnellement la même quantité d'hydrogène (les 500 mis dans la cloche), que l'échantillon analysé A en renfermait lui-même (H).

Rien de plus facile que d'en tirer x qui représente la capacité pulmonaire.

Précautions indispensables pour obtenir des résultats précis. — Une difficulté de cette ingénieuse méthode est de tourner le robinet exactement au moment où vient de finir l'expiration.

Pour y arriver, il est bon de mettre tout d'abord dans la cloche un volume quelconque d'air et d'apprendre le sujet à respirer à travers le robinet à trois voies. On fait quelques répétitions pour obtenir une respiration régulière qui ne se modifie pas quand on tourne le robinet.

On fait ensuite la première expérience avec les gaz bien mesurés, puis une seconde expérience de contrôle.

Il est également indispensable pour chaque expérience de faire deux analyses dont les résultats doivent être identiques. L'une des analyses au moins sera faite avec addition dans l'eudiomètre d'un volume connu d'air. Autrement il se pourrait que tout l'hydrogène contenu dans l'éprouvette eudiométrique ne soit pas brûlé faute d'une quantité suffisante d'oxygène, et l'on aurait des nombres trop grands (surtout si la capacité du sujet est petite et s'il a fait un nombre relativement grand de respirations dans la cloche transformant ainsi l'O en CO^2).

Enfin l'intensité du courant électrique de l'eudiomètre doit être suffisante pour porter rapidement l'anse de platine au rouge vif (sinon tout l'H ne sera pas brûlé).

Ayant observé ces précautions, on résout les équations avec les chiffres donnés par les deux analyses de chacune des deux expériences.

On prend la moyenne des quatre résultats obtenus; un écart de 100 centimètres cubes entre deux de ces analyses est l'écart *maximum* que l'on puisse admettre; s'il est dépassé, il faut faire une troisième expérience.

Puis on corrige le nombre suivant la proportion d'O que peut contenir le récipient d'hydrogène.

Afin de comparer entre eux les nombres trouvés chez le même sujet à différents intervalles ou chez différents sujets, il faut ensuite les ramener à la pression de 760^{mm} et à la température de 35°5 (qui d'après les recherches de M. Gréhant est la température de l'air des poumons), d'après la formule suivante (1) :

$$\underset{\text{(à 760 et à 35°5)}}{\text{Cap. pulm.}} = \frac{V(H-f)(1+KT)}{(760-F)(1+Kt)}$$

V est la capacité donnée par les analyses; H la pression barométrique au moment de l'expérience, f la tension maxima de la vapeur d'eau à la température de la cuve à eau, K le coefficient de dilatation des gaz, F la tension maxima de la vapeur d'eau à 35°5, T la température normale de l'air des poumons, t la température de la cuve à eau.

Voici, à titre d'exemple, les opérations effectuées pour les analyses ayant donné la capacité d'un de mes malades.

Première expérience. *Première analyse.* — Sur la cloche ayant servi à la première expérience est prélevé un échantillon que l'on mesure. Il contient 49 c. c., 6.

On fixe en place l'eudiomètre, on fait passer l'étincelle électrique. La détonation se produit. Après refroidissement, on constate qu'il n'y a plus dans l'éprouvette que 36 centimètres cubes. Ont donc disparu 49,6 — 36 = 13,6. Sur cette quantité il y a 1/3 d'O et 2/3 d'H, qui se sont combinés pour former de l'eau. En hydrogène, il y avait :

$$13{,}6 \times \frac{2}{3} = 9{,}06$$

Ecrivons, sous forme d'équation algébrique que la proportion d'H est la même dans l'échantillon examiné (soit 9,06 pour 49,6) que dans l'ensemble de la cloche (qui contient 500 d'air et 500 d'H) et de la capacité pulmonaire x (soit 500 pour $500 + 500 + x$).

$$\frac{9{,}06}{49{,}6} = \frac{500}{500 + 500 + x}$$

on en tire :

$$x = \frac{49{,}6 \times 500}{9{,}06} - 1000$$

soit :

$$x = 1737$$

Deuxième analyse. — Faisons une seconde analyse, prélevons un second échantillon sur la même cloche. Il est de 39 centimètres cubes.

Après l'étincelle électrique, il ne reste plus que 28,4.

Il a disparu 10,6, dans lesquels il se trouvait une quantité d'hydrogène égale à :

$$10{,}6 \times \frac{2}{3} = 7{,}06$$

Le raisonnement détaillé plus haut permet d'en tirer :

$$x = \frac{39 \times 500}{7,06} - 1000 = 1753$$

La première analyse donne 1737, celle-ci 1753; la moyenne est 1745.

Deuxième expérience. *Première analyse.* — Comme il a été expliqué, une seconde expérience est nécessaire pour que l'on soit assuré que le robinet a été tourné au bon moment, et qu'il n'y a eu aucune faute opératoire.

La cloche ayant été remplie d'eau entièrement, on y met encore 500 cent. cubes d'H et 500 cent. cubes d'air, et le même malade y fait à nouveau plusieurs respirations.

On prend un nouvel échantillon et l'on trouve les nombres suivants :

Volume de l'échantillon 48,5
Après explosion 35,2

A disparu :

$$48,5 - 35,2 = 13,3$$

contenant en H :

$$13,3 \times \frac{2}{3} = 8,86$$

D'où :

$$x = \frac{48,5 \times 500}{8,86} - 1000 = 1737$$

Deuxième analyse. — Volume de l'échantillon 43, après étincelle 31,2.

A disparu 11,8 contenant en H :

$$11,8 \times \frac{2}{3} = 7,86$$

D'où :

$$x = \frac{43 \times 500}{7,86} = 1735$$

La moyenne de ces deux analyses est 1736. La moyenne de la première expérience est 1745, celle-ci est 1736; la moyenne des deux expériences est 1740.

L'analyse de l'hydrogène employé ayant montré qu'il était pur (renfermant à peine $\frac{1}{100}$ d'O) il est inutile de faire une correction à ce sujet, correction qui serait d'ailleurs très simple.

Mais il faut ramener le volume à 760 mm. et à 35°5. Au moment de l'expérience, la pression barométrique était 748 et la température de la cuve à eau 15°.

Appliquant la formule citée plus haut, il vient :

$$V = \frac{1740\,(748 - 12{,}7)\,(1 + 0.00367 \times 35{,}5)}{(760 - 43)\,(1 + 0{,}00367 \times 15)} = 1740 \times 1{,}117 = 1943$$

Pour transporter ces résultats dans le domaine de la clinique, il est commode de prendre toujours le rapport de la capacité à la taille, de manière à pouvoir comparer entre eux les sujets de différentes statures.

En observant rigoureusement cette technique, on peut donner comme certains les résultats obtenus.

Les expériences n'ont rien de fatigant ni de pénible pour les malades et ne peuvent leur nuire en aucun cas, même quand ils sont porteurs de lésions très considérables. Ils s'y prêtent habituellement très volontiers, et après quelques essais arrivent à respirer correctement dans l'appareil.

Avec de l'habitude, on mène a bien les manipulations et les calculs en une heure ou une heure et demie environ.

APPLICATIONS A LA CLINIQUE

DE LA

MENSURATION DE LA CAPACITÉ PULMONAIRE

Communication faite au Congrès International de la Tuberculose

Par le Dr A. CHARLIER

En publiant sa méthode de l'hydrogène qui permet de mesurer la capacité pulmonaire, M. le professeur Gréhant annonçait son intention de l'appliquer à l'étude des maladies.

Ce projet dont les travaux de physiologie pure, ont détourné l'auteur de la méthode, j'ai entrepris de le réaliser en 1903, sur ses conseils et en partie dans son laboratoire.

En exposant aujourd'hui le résultat de mes recherches, je remercie à nouveau mon cher et éminent maître de la grande bienveillance qu'il n'a cessé de me témoigner, et qui a été pour moi le plus précieux des encouragements.

Plus que toute autre affection, la tuberculose pulmonaire réclamait la mensuration du volume intérieur des poumons, et c'est surtout d'elle que je me suis occupé jusqu'ici.

Assurément, seuls les signes cliniques permettent de reconnaître la maladie.

Mais en dépit des progrès accomplis, le diagnostic précoce en reste délicat. De plus les signes d'auscultation ne renseignent qu'imparfaitement sur l'étendue et l'évolution des lésions. Il est souvent difficile de les bien apprécier au moment où on les perçoit, et encore plus difficile de se souvenir des nuances observées pour les comparer à celles que l'on entend plus tard.

Par sa précision, la mensuration de la capacité complète

utilement l'examen physique du malade. En rapprochant la valeur trouvée de celle qui représente la valeur normale, on connaît immédiatement dans quelle proportion le parenchyme est imperméable à l'air, c'est-à-dire infiltré de néoformations.

La capacité des sujets sains. — Comme on le sait, la méthode de M. Gréhant indique, avec une précision et une certitude absolues, la quantité d'air contenue dans l'arbre respiratoire au repos, c'est-à-dire à la fin d'une expiration.

D'après mes recherches (*Société de Biologie, novembre 1904*), la capacité pulmonaire est en moyenne de 2732 chez l'homme adulte normal. La moyenne des mensurations sur des sujets sains effectuées par M. Gréhant et rapportées dans son travail original est la même : 2735. Elle est de 2547 chez les femmes.

Le rapport de la capacité à la taille est constant et égal à 16,43 aussi bien pour les hommes que pour les femmes. Cela revient à dire qu'à chaque centimètre de taille correspondent 16 centimètres cubes de capacité pulmonaire, ce qui permet de comparer entre eux des individus de différentes statures.

Il est possible que le rapport 16, soit en réalité un peu trop faible.

En effet, les sujets mesurés paraissaient n'avoir jamais été atteints d'aucune maladie de la poitrine et ne présentaient aucun bruit anormal à l'auscultation.

Mais les tuberculoses latentes et les tuberculoses guéries spontanément étant nombreuses, peut-être quelques unes des capacités relativement faibles, trouvées au cours de mes expériences correspondaient-elles à des tuberculoses ignorées. Peut-être aussi quelques unes se rapportaient-elles à un arrêt (dont la cause nous échappe) dans le développement de l'appareil respiratoire.

Cette réserve faite, admettons le nombre 16 comme représentant le rapport de la capacité à la taille chez les sujets normaux.

La capacité des sujets tuberculeux. — Pour établir la capacité des tuberculeux, ont été considérés uniquement comme tels des malades présentant des signes indiscutables, et n'offrant aucune autre particularité des organes respiratoires.

Chez tous le rapport de la capacité à la taille était inférieur à 16. Chez quelques-uns il s'abaissait à 6.

Dans des listes publiées antérieurement *(Soc. de Biol*, 1904 th. de Boiet, 1905, *Bull. Soc. d'Ar.)*, il était en moyenne de 11.

En voici deux nouvelles séries où il était en moyenne de 10.

TUBERCULEUX HOMMES

N°		Taille		Capacité	Rapport de la capacité à la taille
N° 1	Taille..	1,61	Capacité..	1.932	Rapport de la capacité à la taille.. 12.00
2	—	1,69	—	2.010	— 11.89
3	—	1,69	—	2.584	— 15.28
4	—	1,65	—	2.035	— 12.33
5	—	1,62	—	1.821	— 11.24
6	—	1.65	—	1.727	— 10.46
7	—	1,66	—	1.571	— 9.46
8	—	1,64	—	1.509	— 9.20
9	—	1,67	—	1.716	— 10.27
10	—	1,65	—	1.517	— 9.19
11	—	1,64	—	1.432	— 8.73
12	—	1,63	—	1.453	— 8.92
13	—	1,74	—	1.565	— 8.99
		Moyenne.....		1.759	— 10.61

TUBERCULEUX FEMMES

N°		Taille		Capacité	Rapport de la capacité à la taille
N° 1	Taille..	1,72	Capacité..	2.380	Rapport de la capacité à la taille.. 13.83
2	—	1,55	—	1.927	— 12.43
3	—	1,72	—	1.542	— 8.96
4	—	1,61	—	1.427	— 8.86
5	—	1,60	—	1.411	— 8.81
6	—	1,51	—	1.573	— 10.41
7	—	1,55	—	1.334	— 8.60
		Moyenne.....		1.656	— 10.25

En formant une liste des sujets classés provisoirement comme suspects de bacillose, on trouve comme rapport moyen 14, rapport intermédiaire entre celui des sujets sains et celui des phtisiques.

Applications à l'anatomie pathologique et à la pathogénie. — La détermination de la capacité pulmonaire chez le vivant fournit une importante contribution à l'anatomie pathologique de la tuberculose. Elle montre combien souvent est justifié le langage populaire, quand il est dit de certains phtisiques qu'ils n'ont plus qu'un poumon.

Leurs poumons, en effet, sont souvent réduits fonctionnellement de plus de moitié. Chez plusieurs, le rapport de la capacité à la taille est très voisin de 6, c'est-à-dire réduit de près des deux tiers.

On peut se demander si cette diminution de la capacité, conséquence de la tuberculose (qui parfois reconnaît aussi d'autres causes, la pleurésie par exemple) n'explique pas certaines particularités de la maladie.

La capacité pulmonaire se compose de l'air de réserve que l'on ne chasse de la poitrine que dans les expirations forcées, et de l'air résidual, que l'on ne peut chasser de la poitrine même dans les expirations forcées.

Elle constitue une protection contre les qualités irritantes de l'air extérieur, qui peut être chargé de poussières ou de microbes, trop sec, trop chaud, trop froid (1) ou mélangé de vapeurs ou de gaz excitants.

Sa diminution prédispose vraisemblablement aux infections secondaires et aux inflammations banales.

Comment la tuberculose fait-elle varier la capacité pulmonaire ? — La diminution de la capacité pulmonaire est due au rétrécissement des alvéoles par le développement des tubercules, et en même temps aux modifications secondaires qui en sont la conséquence, congestion, œdème, sclérose, etc. L'ouverture dans les bronches des foyers de ramollissement ne compense cette diminution que dans une très faible proportion.

---

(1) Malgré le rôle défensif qu'exercent à cet égard le nez et les premières voies respiratoires.

Applications à la clinique. — On conçoit quels services peut rendre la mensuration au diagnostic et au pronostic.

S'agit-il de sujets soupçonnés d'un commencement de bacillose, suivant que le rapport sera supérieur, égal ou inférieur à 16, l'hypothèse de l'envahissement du parenchyme sera considérée comme très peu vraisemblable, possible, probable ou certaine.

L'expérience montre le bien fondé de ces déductions. Chez ceux qui ont les rapports les plus faibles, au bout d'un temps variable, malgré un traitement rationnel, la maladie se confirme souvent. Au contraire, avec le même traitement, ceux qui ont des rapports relativement considérables, recouvrent pour la plupart, les apparences de la santé. En même temps chez les premiers, la capacité continue à décroître; chez les autres elle augmente ou reste stationnaire.

S'agit-il de tuberculeux avérés, la mensuration sera aussi de la plus grande importance.

Elle permet de se rendre compte de l'étendue des lésions, d'en suivre l'évolution et d'en tirer des indications pour le pronostic.

Assurément, on voit s'améliorer des malades ayant des capacités très restreintes, mais compensant l'étendue des lésions par d'autres conditions favorables.

Assurément chez un certain nombre, l'amélioration coïncide avec une diminution du rapport ou *vice versa*, suivant que prédominent les processus de sclérose, de congestion ou de ramollissement.

Un examen attentif donne toujours l'explication de ces faits qui semblent tout d'abord paradoxaux.

Mais en règle générale, plus la capacité diminue, plus le pronostic s'aggrave, le rétrécissement tenant surtout aux lésions tuberculeuses elles-mêmes.

Voici, à titre d'exemple, comment se résumaient (1) les obser-

(1) *Bulletin des Sociétés médicales d'Arrondissement, 1905.*

vations recueillies jusqu'à la fin de 1904 : Les tuberculeux « qui mesurent moins de 10 c. c. succombent rapidement, sauf exception; ceux qui mesurent de 10 à 13 sont très gravement atteints, ceux qui mesurent de 13 à 15 restent longtemps stationnaires, ceux qui conservent plus de 15 recouvrent souvent la santé ».

Je dois ajouter que dans les observations recueillies depuis, la différence d'évolution entre les diverses catégories de malades est beaucoup moins nette. Parmi les malades à rapport faible, il s'est trouvé une assez forte proportion de sujets curables, soit que les formes aient été plus torpides d'emblée, soit que les malades aient été plus résistants, ou se soient mieux soignés.

CONCLUSIONS

En résumé, le rapport de la capacité pulmonaire à la taille, qui est de 16 chez les sujets normaux, est diminué chez les tuberculeux.

Sa diminution peut expliquer certaines particularités de la bacillose (infections secondaires).

Chez les sujets suspects de bacillose, plus le rapport s'abaisse au-dessous de 16, plus le diagnostic devient probable.

Chez les sujets reconnus tuberculeux, plus le rapport s'abaisse, plus le pronostic devient grave (réserve faite des variations dues aux lésions secondaires, soit passagères comme l'œdéme ou la congestion, soit durables comme l'ouverture dans les bronches des foyers de ramollissement ou comme la sclérose).

Sa détermination assure donc une plus grande précocité de diagnostic, une plus grande précision pour le pronostic, et par elle on suit de plus près les modifications du parenchyme pulmonaire.

Cette donnée numérique complète utilement les précieux renseignements fournis par l'auscultation sur l'état local du poumon, comme les éléments d'appréciation de l'état général sont complétés utilement par les nombres concernant le poids, le pouls, la température.

COMMUNICATION

FAITE AU

CONGRÈS INTERNATIONAL DE LA TUBERCULOSE

PAR

LE PROFESSEUR GRÉHANT

Membre de l'Académie de Médecine

Après la communication si intéressante que vient de lire M. le Dr CHARLIER, j'ajouterai quelques mots en rappelant d'abord que c'est en 1860 que j'ai fait connaître à l'Académie des Sciences (comptes-rendus t. LI, p. 21), le procédé de mesure du volume d'air contenu dans les poumons de l'homme, dont j'ai donné une description plus complète dans ma Thèse de Doctorat en Médecine, 1863.

En 1899, un de mes élèves, M. le Dr ORIOU, Médecin-Major à Guingamp, a publié un travail dans les Annales d'Hygiène publique et de Médecine légale du Professeur BROUARDEL, et il a montré que l'application de mon procédé par l'hydrogène permet de reconnaître chez des conscrits une diminution de la capacité pulmonaire, et cette constatation renforcée par l'abaissement des chiffres fournis par le spiromètre d'Hutchinson a permis de faire renvoyer dans leurs foyers de jeunes soldats qui étaient menacés de tuberculose.

C'est avec une grande satisfaction que j'ai vu ma méthode appliquée sur une large échelle par le Dr CHARLIER qui eut l'ingénieuse idée de rechercher chez les sujets sains et chez les sujets tuberculeux le rapport qui existe entre la capacité pulmonaire et la taille : ce rapport est constant, égal à 16,4 chez les hommes et chez les femmes bien portants ; chez les sujets tuberculeux, il peut descendre à 10 et même à 6.

Nous avons donc, par l'emploi de la mesure du volume d'air contenu dans les poumons, un moyen presque infaillible de diagnostiquer la tuberculose au début et je ne puis que conseiller la généralisation dans les cliniques des Hôpitaux et dans la pratique médicale d'un procédé de mesure physique qui ne saurait trouver de contradicteurs.

29865 Imprimerie Roblot — Paris

www.ingramcontent.com/pod-product-compliance
Lightning Source LLC
LaVergne TN
LVHW050513160826
845677LV00003B/1104

* 9 7 8 2 3 2 9 6 2 5 2 9 4 *